Docteur Paul JOURDANET
Ex-interne des hôpitaux de Lyon
Ancien chef de clinique à la Faculté
Médecin consultant aux eaux d'Uriage

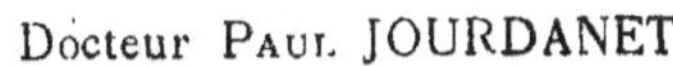

La Cure

aux

Eaux d'Uriage

LA CURE

AUX

EAUX D'URIAGE

PAR LE

Docteur Paul JOURDANET

Ex-interne des hôpitaux de Lyon
Ancien chef de clinique à la Faculté de Médecine
Médecin consultant aux Eaux d'Uriage (Isère)

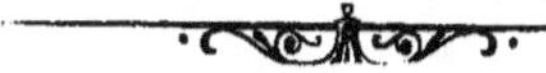

GRENOBLE

IMPRIMERIE ALLIER FRÈRES

26, Cours Saint-André, 26

—

1902

LA CURE AUX EAUX D'URIAGE

Nous avons, dans un précédent travail, passé en revue les indications thérapeutiques des Eaux d'Uriage. On peut les résumer ainsi :

1º Le **lymphatisme** et la **scrofule** et, d'une façon générale, les dystrophies héréditaires ou acquises, cause de débilitation des enfants ;

2º Les **maladies chroniques de la peau ;**

3ᵉ La **syphilis ;**

4º Certains cas de chlorose ou d'anémie relevant de l'inanition sulfurée ; les affections chroniques du naso-pharynx ; les affections utérines non phlegmasiques.

Notre but actuel est de décrire les procédés de thérapeutique hydro-minérale mis en œuvre à Uriage : en un mot, le manuel opératoire de la cure.

Mais il importe de rappeler, au préalable, quelques notions touchant la « matière médicale » et ses modes d'application tant internes qu'externes.

La station d'Uriage est classée dans la catégorie des sources chlorurées sodiques sulfureuses. Renfermant par litre 6 centigr. de chlorure de sodium et

7 centim. cubes 334 d'acide sulfhydrique, elle présente un haut degré de minéralisation. Ses indications relèvent surtout du chlorure de sodium, du soufre et aussi de la qualité doucement purgative de ses eaux due à des sulfates alcalins (sulfate de soude notamment). Sa température est de 27°. Son débit de 4,000 hectolitres par vingt-quatre heures. Ajoutons enfin qu'il existe à Uriage une source ferrugineuse d'importance secondaire.

Au point de vue physiothérapique, les malades trouveront à Uriage les conditions les plus favorables. La vallée se trouve, en effet, abritée des vents du Nord, la végétation y est luxuriante et tout à fait à la porte de l'Établissement thermal. Aucune émanation industrielle ne peut troubler la pureté de l'air, puisqu'il n'existe pas à Uriage d'agglomération permanente. Uriage, située à 414 mètres d'altitude, au pied de la grande chaîne de Belledonne, peut donc, par sa situation sinon par son altitude, être dite station de montagne. Et, de ce fait, elle est parfaitement disposée en vue de la cure des enfants débilités de toutes catégories, de la « puériculture », selon l'expression du professeur Landouzy.

Nous insistons à dessein sur ces notions climatériques qui ne nous semblent nullement étrangères à notre sujet. « En matière de médication hydro-minérale, dit le professeur Landouzy, qu'on le veuille ou qu'on ne le veuille pas, qu'on le sache ou qu'on l'ignore, presque toujours la physiothérapie intervient pour une part dans les résultats du traitement. »

Quant aux ressources thérapeutiques de l'Établissement, elles ne laissent rien à désirer : buvette, salles de bains, salles de douches générales ou locales, salles de pulvérisation, d'inhalation, pavillon d'hydrothérapie ordinaire, etc.

Nous entrerons dans les détails concernant tous ces modes d'hydrothérapie au fur et à mesure que nous étudierons leur application thérapeutique.

Lymphatisme. — Scrofule. — Ce n'est pas ici le lieu de chercher une définition précise de ces termes parfaitement clairs pour le clinicien. Ces états diathésiques ressortissent au premier chef aux Eaux d'Uriage, et le grand nombre d'enfants que nous soignons ici est une preuve de la valeur du traitement. Non pas que l'amélioration se fasse d'une façon rapide, au bout d'une saison par exemple, car il s'agit en pareils cas de déviations organiques souvent héréditaires nécessitant une action thérapeutique longue, souvent de plusieurs saisons. « Uriage, dit le professeur Landouzy, constitue le rempart de la scrofule et du lymphatisme, et je voudrais voir les enfants jeunes y faire fréquemment, non pas les vingt-huit jours du réserviste, mais de véritables manœuvres de santé. »

L'eau est, dans ces cas, administrée en boisson, bain et douche.

Bien que l'odeur sulfureuse et le goût salé de l'eau d'Uriage la rende quelque peu répugnante au premier abord, elle est en général facilement prise en boisson, même par les enfants. Il ne s'agit pas, dans ces cas de lymphatisme, de chercher un effet laxatif, l'eau sera administrée à la dose *altérante*, soit un demi-verre matin et soir pour un enfant de cinq à six ans. On peut, dans certains cas de répugnance invincible, ajouter à l'eau un peu de lait ou de sirop pour en masquer la saveur. Il est bien rare que prise à la dose indiquée l'eau d'Uriage produise des troubles digestifs tels que diarrhée ou vomissements.

Le petit malade prendra, en outre, chaque jour un bain d'eau sulfureuse pure à la température de 33°

ou 34°. La durée variera de vingt à quarante minutes.

Mais l'agent le plus efficace est, dans ces cas, la douche-massage telle que Gerdy l'a depuis longtemps établie à Uriage. Le malade, étendu de tout son long sur un lit de camp, se présente au massage pratiqué sous l'eau dans un état de résolution musculaire parfaite.

La règle est que, sous l'influence excitante de ces bains ou douches, ces petits malades, aux couleurs pâles, aux tissus mous, subissent un véritable remontement de l'organisme.

Signalons encore l'influence spéciale de la douche-massage qui aguerrit, pour ainsi dire, ces petits malades contre le froid et coupe court à ces bronchites à répétitions fréquentes pendant l'hiver. C'est là un point que signale tout spécialement notre éminent confrère le Dr Doyon.

Il est bien entendu que nous ne parlons ici que de lymphatisme ou de scrofule et non de tuberculose confirmée. Nous ne doutons pas que dans ce dernier cas le traitement décrit plus haut aurait des effets désastreux.

Maladies de la peau. — Toutes les maladies de la peau chroniques, en dehors des périodes franchement inflammatoires, peuvent être améliorées sinon guéries à Uriage. Il en est deux qui nous serviront de type au point de vue de la description, ce sont l'eczéma et l'acné.

Nous n'entendons pas soulever ici les problèmes si ardus relatifs à l'eczéma. Le magistral article du Dr Besnier, dans la *Pratique Dermatologique,* tome II, est une mise au point parfaite de l'état actuel de la question, encore que les notions établies ne soient pas définitives sur nombre de points.

Nous nous placerons donc cliniquement dans le cas d'une surface eczémateuse avec suintement modéré et sans réaction inflammatoire trop intense, qu'il s'agisse, d'ailleurs, d'un eczéma vrai ou simplement d'une eczématisation.

Une telle surface se trouve bien, disons-nous, du contact de l'eau d'Uriage. Celle-ci, en effet, a, dès le début, une action sédative et calmante que l'on doit attribuer, pour une part, aux conferves qu'elle renferme en quantité suffisante pour lui donner une sensation d'onctuosité spéciale au toucher.

Il est assez général que, sous l'action des premiers bains pris à la température de 34° et d'une durée de trente à quarante minutes, la démangeaison ou plutôt la cuisson disparaisse. Nous avons vu des malades retrouver ainsi au premier contact de l'eau sulfureuse le sommeil depuis longtemps troublé.

Dans certains cas, le traitement est rendu plus efficace encore par l'application de compresses de gaze imbibées d'eau sulfureuse chaude avant de se coucher.

Après ce premier effet d'apaisement, on note le plus souvent au cours des bains successifs, un assèchement de la surface avec diminution de la rougeur, due à une action substitutive spéciale qu'exerce l'eau au niveau de la surface malade. Il est bien évident que la médication doit être attentivement surveillée au point de vue d'une aggravation possible ; certaines peaux sont spécialement influencées par le soufre, nombre d'eczémas sont particulièrement irritables et on devra quelquefois débuter par des bains mitigés de moitié d'eau douce.

Il est inutile d'ajouter qu'en dehors de la balnéation, la surface eczémateuse est constamment maintenue dans les conditions d'asepsie et d'occlusion habituelles.

Voilà pour la surface eczémateuse. Pour ce qui concerne l'eczéma vrai lui-même, maladie chronique rebelle, inhérente à la constitution de l'individu, il ne faut pas négliger de poursuivre, autant que faire se peut, la « condition plasmique héréditaire » qui, selon le mot de Besnier, est la base de tout eczéma digne de ce nom. L'eau prise en boisson à dose laxative, soit un verre et demi à deux verres par jour, sera donnée dans le but de combattre cette adultération organique encore mystérieuse. Il sera même bon de produire de temps en temps de véritables débâcles par une dose plus considérable (quatre, cinq et six verres). Il se produit, en pareil cas, une sorte de dépuration par le mécanisme de l'évacuation intestinale, de la diaphorèse et de l'élimination urinaire.

La douche chaude sans pression est parfois employée avec succès dans certaines formes d'eczéma prurigineux, en tous cas la douche-massage vraie ne sera mise en œuvre que quand la surface eczémateuse devenue sèche sera complètement épidermisée.

Ce traitement, joint à un régime très surveillé et aux bonnes conditions d'hygiène et de repos intellectuel que trouvent nos malades à Uriage, est généralement suivi de très heureux effets. Nous ne pouvons envisager ici tous les cas particuliers ni les pratiques spéciales mises en œuvre contre les eczémas des régions : douches locales, pulvérisations spécialement dirigées contre les eczémas des oreilles; du cuir chevelu, des bourses, des doigts.

Il n'est pas impossible de voir dans les premiers jours du traitement un malade présenter une légère éruption érythémateuse, qui trahit la *poussée* des Eaux. Il n'y a, le plus souvent, aucune importance à y attacher. Cette éruption ne tarde pas, en effet, à disparaître par la continuation même du traitement.

Parmi les acnéiques nombreux à Uriage, nous prendrons comme type le cas le plus fréquent : un malade porteur à la fois d'acné pustuleuse et de couperose légère.

C'est dans ces cas que les pulvérisations d'eau sulfureuse à la température de 25° à 30° sont surtout de mise. La pulvérisation réalise, en effet, un contact très intime entre l'eau et la surface cutanée, ce que ne peut réaliser le bain ou la lotion. Des séances longues (30', 40', 50') sont imposées à de tels malades, les pustules une fois ouvertes avec la pointe d'un galvano-cautère et les collections purulentes évacuées s'il y a lieu. On ne tarde pas alors à voir les pustules s'affaisser, se cicatriser et les poussées devenir moins intenses. La rougeur elle aussi diminue sous l'influence de pulvérisations chaudes. L'élément sulfureux semble agir dans ces cas comme antiseptique et surtout comme un agent spécial particulièrement efficace dans les séborrhées de tout ordre.

Mais l'acnéique est en général un dyspeptique et un constipé. Dans cet ordre d'idée, l'eau d'Uriage sera administrée selon la tolérance de l'estomac, de façon à provoquer des selles copieuses et combattre ainsi les fermentations intestinales. Nous n'insistons pas sur le régime spécial à imposer aux acnéiques de toutes catégories.

Il n'est pas exceptionnel de trouver des malades, acnéiques ou non, dont l'estomac délabré ne supporte pas l'ingestion de l'eau d'Uriage. Bien que le fait soit assez rare, il faut quelquefois, après de prudentes tentatives, supprimer complètement l'eau prise en boisson. Enfin, les acnéiques se trouveront bien, en dehors du traitement spécial qui les concerne, du traitement général, bains, douches pratiqués selon la méthode ordinaire.

Dans les cas de **Chlorose** et d'**Anémie**, on aura recours à l'hydrothérapie sulfureuse, bains et douches, dans le but de donner à l'organisme débilité le coup de fouet qui est souvent le prélude de la guérison. Il faut, en pareil cas, compter autant sur le soufre lui-même, dans certaines chloroses qui relèvent de l'inanition sulfurée, que sur les conditions physiothérapiques rassemblées à Uriage. Ajoutons enfin que la source ferrugineuse peut alors être utilement employée.

Pour ce qui est de la **Syphilis,** nous avons eu déjà, à plusieurs reprises, l'occasion de nous expliquer à son sujet. Le traitement ordinaire d'Uriage (bain, douche, boisson à dose purgative) est un adjuvant très utile de la médication spécifique qui peut ainsi être portée à un taux très élevé. Il est possible de faire supporter sans intoxication des doses énormes de mercure (frictions avec 12, 14, 16 grammes d'onguent napolitain). C'est à la faveur de l'élimination cutanée et intestinale que cette tolérance remarquable s'établit. Il faut ajouter à cela que les syphilitiques sont le plus souvent des déprimés et des neurasthéniques chez qui le repos physique et intellectuel est souvent indispensable.

Dans les affections chroniques de la **gorge** et du **nez,** dans le coryza chronique avec ou sans ulcération si fréquent chez les scrofuleux, les pharyngites chroniques, la pulvérisation, dont nous avons déjà parlé, peut être de la plus grande utilité. Et dans certains cas déterminés, le lavage du nez, pratiqué avec le siphon de Weber et l'olive de C. Paul, sera prescrit au malade. On emploiera pour cela de l'eau sulfureuse pure ou mitigée à la température de 30°. On évitera une pression trop forte de peur de forcer la trompe et d'irriguer l'oreille moyenne. La première séance devra, en général, être surveillée en raison de phénomènes douloureux — même de syncope — dus à l'application défectueuse du traitement.

Dans les affections **utérines** non phlegmasiques, les bains d'eau sulfureuse et la douche-massage sont souvent très utiles par leur action sur l'état général. Localement, des ulcérations diverses du col sont heureusement influencées par des injections ou des bains pris avec spéculum. afin de permettre un contact plus complet.

On a pu, par ce qui précède, se rendre compte des ressources thérapeutiques dont le médecin dispose à Uriage. Mais il est encore un élément curateur de première importance qui, celui-ci,. échappe aux prescriptions médicales, bien que son action s'exerce constamment : nous voulons parler de la Physiothérapie d'Uriage.

Il nous plaît de revenir sur ce point en terminant cette étude et de rappeler combien notre station est merveilleusement disposée pour pratiquer la « Puériculture », pour remédier à ces adultérations organiques le plus souvent héréditaires que créent chez les enfants la tuberculose, la syphilis, le séjour dans l'air vicié des grandes villes.

Outre l'excellence de ses « bains de mer en montagne », selon l'expression du professeur Landouzy, la station d'Uriage offre encore aux enfants débilités toutes les conditions hygiéniques nécessaires pour « s'évader de leur hérédité » et devenir des adultes vigoureux.